ÉTUDE

SUR LE

CUNDURANGO DE LOJA

PAR

LE Dr L. BUISSON

Médecin de la Faculté de médecine de Paris

PRÉCÉDÉE D'UNE

NOTICE HISTORIQUE ET BOTANIQUE

Présentée par M. TRIANA à l'Académie des Sciences
de Paris

PARIS

A. PARENT, IMPRIMEUR DE LA FACULTÉ DE MÉDECINE

31, rue Monsieur-le-Prince, 31

1872

ÉTUDE

SUR

LE CUNDURANGO DE LOJA

ÉTUDE

SUR LE

CUNDURANGO DE LOJA

PAR

LE Dr L. BUISSON

Médecin de la Faculté de médecine de Paris

PRÉCÉDÉE D'UNE

NOTICE HISTORIQUE ET BOTANIQUE

Présentée par M. TRIANA à l'Académie des Sciences
de Paris

PARIS

A. PARENT, IMPRIMEUR DE LA FACULTÉ DE MÉDECINE

31, rue Monsieur-le-Prince, 31

1872

ÉTUDE

SUR

LE CUNDURANGO DE LOJA

L'étude botanique qui va suivre est due au savant M. Triana dont le nom est à jamais attaché à l'histoire des quinquinas. Cette étude est extraite du dernier bulletin de l'Académie des sciences, nous la reproduisons presque *in extenso*.

Sur le Gonolobus Cundurango;

PAR M. TRIANA.

« Depuis un certain temps on parle, sous le nom de *Cundurango*, d'un nouvel agent thérapeutique qui ne serait rien moins qu'un antidote du cancer, et viendrait enfin répondre à l'un des grands *desiderata* de l'art médical.

« Ce n'est point à ce titre, d'ailleurs, que le *Cun-*

durango a d'abord figuré dans la médecine populaire de l'Amérique du Sud, et longtemps on n'y a vu, ainsi que d'autres plantes du même pays, le *Guaco*, le *Matos*, etc., qu'un remède contre la morsure des serpents.

« Ces sortes de blessures, en apparence si légères, étant, dans bien des cas, suivies d'une prompte mort, on ne s'étonnera point d'apprendre que la découverte des remèdes qui passent pour les guérir ait été partout, dans l'opinion populaire, entourée d'un certain merveilleux ; mais ce qui vaut la peine d'être remarqué, c'est que ce merveilleux soit presque partout le même. Il s'agit toujours d'un animal qui, faisant la chasse aux reptiles, recourt, pour se préserver de leur morsure ou pour neutraliser leur venin, à quelque plante du pays. La plante, d'ailleurs, ainsi que l'animal qui l'a fait connaître, varie suivant les localités. Ainsi, dans la vallée du Magdalena et dans les montagnes qui s'élèvent de ses deux côtés, c'est un Héron, le *Guaco*, qui se guérit avec les feuilles d'une composée que Humboldt et Bonpland ont appelée *Mikania guaco*. Dans la Nouvelle-Grenade encore, mais dans les grandes plaines qui s'étendent à l'orient de la Cordillère des Andes, c'est un petit mammifère qui obtient le même résultat en rongeant les racines tuberculeuses d'une Aristolochiée que les naturels appellent de son nom *Matos*.

Dans l'État de l'Équateur enfin, c'est le *Condor* qui emploie comme contre-poison du venin des serpents les feuilles d'une espèce de *Gonolobus*, désignée pour cette raison, sous le nom de *Cundur-angu*, c'est-à-dire liane du Condor.

S'il était vrai que les trois animaux eussent les habitudes qu'on leur a attribuées, il faudrait confesser que l'instinct les avait assez bien guidés en leur faisant rechercher les contre-poisons dans des plantes certainement douées de propriétés très-énergiques.

« Quelques Gonolobées sont considérées par les indigènes comme des poisons violents, et c'est par suite de cette croyance qu'on serait arrivé à découvrir leur action contre le cancer. On rapporte qu'une Indienne de Loja, qui connaissait les effets meurtriers du *Cundurango* et voulait se défaire de son mari, lui administra avec persévérance une infusion de cette plante; mais, loin de causer sa mort, elle le guérit d'un cancer dont il souffrait depuis longtemps. C'est cette histoire, devenue légendaire, qui paraît avoir suggéré au Dr Eguiguren, médecin et frère du Gouverneur de la province de Loja, l'idée d'essayer le *Cundurango* dans les affections cancéreuses et syphilitiques. On assure que ces essais eurent un plein succès. Plus tard, le Gouverneur lui-même appelé à Quito par des fonctions politiques, y obtint un égal succès sur plusieurs autres personnes. Le Président de l'Équateur, don Gabriel-Garcia Moreno, informé de ces guérisons, notamment de celles qui s'étaient produites dans les hôpitaux de la ville, crut de son devoir de donner à ces faits la plus grande publicité, afin d'attirer l'attention des gouvernements de l'Europe et de l'Amérique sur une découverte qui, si elle se confirmait, comme il en avait l'espoir, donnerait à la primitive patrie du Quinquina un nouveau titre à la reconnaissance du monde. En conséquence, on distribua avec la plus grande libéralité des tiges du *Cundurango*, et l'on en fit parvenir par voie diplomatique aux gouvernements amis, avec prière de les soumettre à l'étude des médecins, des botanistes et des chimistes.

« J'étais encore en Angleterre quand le gouvernement anglais reçut et transmit à l'établissement botannique de Kew les échantillons du *Cundurango* pour y être déterminés. On me permit de les examiner; mais il me fut impossible alors de reconnaître, d'après de simples morceaux de tiges, une plante que je n'avais pas vue auparavant. Quant à ce qui se disait des propriétés anticancéreuses qu'on lui attribuait, je ne pus me défendre de témoigner quelque incrédulité, me souvenant qu'en Amérique on donne quelquefois le nom de *cancer* à des ulcères atoniques de mauvaise nature, syphilitiques, gangréneux, etc., qui peuvent être guéris ou améliorés au moyen de plantes empruntées à la médecine populaire du pays. Plus tard, cependant, mes doutes s'affaiblirent lorsque j'eus lu attentivement les documents authentiques émanés des médecins de l'État de l'Équateur et d'autres parties de l'Amérique qui ont fait la description circonstanciée des maladies traitées et guéries par le *Cundurango*.

« Les journaux officiels de la République de l'Équateur et des Républiques voisines s'étant occupés, à plusieurs reprises, de cette importante question, et le gouvernement de la Colombie, en particulier, ayant témoigné le désir de la voir complétement éclaircie, j'ai, en ma qualité de Colombien, pensé qu'il était de mon devoir de faire l'étude botanique de cette plante intéressante. Quant à ses propriétés médicales, si je ne suis pas en mesure de les vérifier, je ne dois pas cependant dissimuler mes convictions à cet égard ; d'après les documents et pièces à conviction qui ont passé sous mes yeux, je ne crois pas trop m'avancer en disant : 1° que, parmi les descriptions des maladies traitées en Amérique par le *Cundurango*, il y en a plusieurs qui paraissent bien ne pouvoir s'appliquer qu'à des affections cancéreuses ; 2° que, même dans le cas d'une erreur de diagnostic de la part des praticiens qui ont essayé le médicament en question, il resterait toujours suffisamment établi qu'il a guéri des maladies tout aussi graves et, autant qu'on peut croire, aussi incurables que le vrai cancer; 3° que, d'après la famille à laquelle le *Cundurango* appartient, et jugeant par analogie, il y a tout lieu de croire que cette plante possède des propriétés antisyphilitiques et dépuratives, comme plusieurs autres Asclépiadées, par exemple les *Calotropis*, les *Scammonées*, les *Tylophora*.

« Par des circonstances particulières, je crois être arrivé à déterminer botaniquement le *Cundurango*. Il y a quelque temps, on soumit à mon examen, sous le nom de *Cundurango*, les échantillons en tiges, feuilles et fruits, d'une plante de la Nouvelle-Grenade, que je reconnus facilement pour une de celles que j'avais récoltées moi-même dans la région chaude du Magdalena. C'est une espèce du genre *Macroscepis*, des Asclépiadiées, que M. Decaisne, savant monographe de cette famille, a reconnue comme nouvelle et à laquelle il a bien voulu donner mon nom.

« *Macroscepis Trianæ*, Dcne. — Ramis cortice suberoso, ramulis annotinis foliisque junioribus hirsutissimis, foliis cordatis ovatis, acuminatis, breviter petiolatis, floribus congestis, pedunculis brevibus bracteatis, foliolis calicinis tenuibus ovato-lanceolatis, pilosis, corolla campanulata, tubo glabro lobis ovato-rotundis, extrorsum puberulis supra papillosis, gynostegio brevi, foliolis coronæ rotundatis compressis subinvolutis, facie ventrali costulata, stigmate pentagono depresso, antheris membrana destitutis, pollinis massis cuneatis compressis, folliculis carnosculis ovato-oblongis, apices attenuatis, 7-alatis glabris, seminibus compressis, margine denticulatis. »

« En même temps, j'ai consulté la description botanique assez détaillée du *Cundurango* de l'Équateur, faite sur les lieux et d'après nature par M. Fuentes, pharmacien, qui en a fait l'étude botanique et chimique. D'après les caractères qu'il lui attribue, la plante appartient, comme le *Macroscepis*, au groupe des Gonolobées, des Asclépiadées. Le *Cundurango* a évidemment des affinités intimes avec ce *Macroscepis*, mais ne peut pas être rapporté à ce genre à cause de sa corolle, que M. Fuentes décrit comme étant rotacée. Ce même caractère éloigne le *Cundurango* des *Fischeria*, un des genres liés au groupe des Gonolobées. A l'Équateur, on a cru que le *Cundurango* pouvait être un *Oxypetalum;* mais les Oxypétales ont des fruits lisses, des styles bifides, des pétales linéaires, caractères tout à fait distincts de ceux du *Cundurango*. Il ne reste donc, de tous les genres alliés au groupe de Gonolobées, que le genre *Gonolobus* lui-même, auquel puisse être rapporté le *Cundurango*. Quant à moi, toute hésitation à ce sujet a disparu, ayant pu examiner dans les bureaux du Consulat de l'Équateur les fruits et feuilles du *Cundurango*; les premiers sont des follicules à côtes longitudinales, et les dernières sont cordées et profondément échancrées à la base, comme dans la généralité des espèces du *Gonolobus*. Le *Cundurango* est donc une espèce de *Gonolobus* qui, d'après ses caractères botaniques, doit être nouvelle, et que nous appellerons *Gonolobus Cundurango*.

« *G. Cundurango*, ramulis sulcatis, petiolis pedunculisque pube gricea indutis, foliis longiuscule petiolatis cordatis sinu lato cuspidatis supra puberulis, subtus cinereo tomentosis mollibus a basi 5-nerviis folliculis ovato-oblongis ventricosis 4-alatis glabris. »

« Plusieurs autres espèces de *Gonolobus* ou de Gonolobées de la zone tropicale américaine doivent posséder des propriétés analogues; mais, avant que leur valeur thérapeutique respective soit constatée, on devra éviter de les confondre. »

Le Cundurango croît en assez grande abondance dans l'Amérique du Sud; les fleurs, les feuilles et le fruit de cette plante n'ont pas encore eu d'application thérapeutique en Europe; son écorce mérite de fixer sérieusement l'attention. Les variétés en sont assez nombreuses; nous avons eu entre les mains des échantillons qui, bien que peu différents par la couleur et même la saveur, ont été loin d'offrir à l'analyse la même composition chimique. Ce phénomène s'explique si l'on songe que la nature du sol, le climat, l'exposition influent considérablement sur la constitution intime des végétaux. Des analyses qui ont été faites, il résulte que les Cundurango de Malacatos et de Vilcabamba (bourgs situés près de la ville de Loja) sont seuls très-riches en principes actifs, les autres n'en renferment pas ou n'en renferment que dans une très-petite proportion; l'on doit donc, si l'on ne veut pas s'exposer à de grands mécomptes, proscrire formellement de la thérapeutique les Cundurango qui ne viennent pas de Loja.

Le Cundurango de Loja a un épiderme qui varie suivant l'âge de la plante; plus épais, plus foncé et un peu fendillé lorsqu'elle est vieille, il est moins rude et presque lisse chez les jeunes sujets. L'écorce est tantôt roulée, tantôt aplatie, poreuse, inodore, d'une saveur amère avec un petit arrière-goût sucré; sa cassure nette à l'intérieur, présente un commencement de fibres ligneuses à l'extérieur. Elle se pulvérise facilement en laissant peu de résidu. L'infusé aqueux est odorant, amer, mais ne laisse aucune acreté à l'extrémité de la langue.

100 grammes d'écorce, traités par l'eau, l'alcool et l'éther donnent les quantités d'extrait suivantes :

1° Par l'eau,	21	grammes d'extrait;
2° Par l'alcool,	12	id.
3° Par l'éther,	7	id.

Ces extraits ont une couleur brun foncé, une *odeur generis*, une saveur amère, mais moins persistante que celle de la gentiane ou du quinquina.

M. J. Mabru a retiré de l'écorce une résine spéciale dont la nature est encore indéterminée. C'est à cette résine que le Cundurango doit en partie ses importantes propriétés.

Analyse du Cundurango

Par M. J. Mabru.

Résine soluble dans l'alcool et dans l'éther		5.55
Extractif.	Glucose Gomme Matière colorante rouge Tannin. Amidon	18.79
Substances coagulées par la chaleur		1.64
Cellulose et ligneux		54.03
Eau hygrométrique		6.18
Cendres		13.81
		100.00

ACTION PHYSIOLOGIQUE DU CUNDURANGO.

Le Cundurango a pour premier effet d'augmenter la sécrétion salivaire. Il active les digestions et développe l'appétit ; peu de temps après son ingestion, on éprouve une légère sensation de chaleur à la région épigastrique ; des doses élevées occasionneraient des pincements dans l'estomac, des nausées et même des vomissements.

Cette action nous paraît due à la forte proportion de tannin que l'écorce renferme.

Le Cundurango n'est pas toxique :

Nous avons administré à un chien de taille moyenne jusqu'à 60 gr. de poudre dans les vingt-quatre heures, et cela pendant cinq jours consécutifs. Voici ce que nous avons observé :

A la fin du premier jour, vomissements ; le troisième jour, la marche du chien est devenue lente, pénible, il y avait de la raideur et comme une sorte de contracture dans les membres, un léger tremblement général ; les vomissements ont persisté pendant toute la durée de l'expérience ; tous ces accidents ont immédiatement disparu avec la suppression du remède.

Une seconde expérience, tentée sur un autre chien, nous a donné des résultats à peu près identiques.

Chez l'homme, le Cundurango a une action remarquable sur le système nerveux. Deux phénomènes bien différents sont constatés chez les malades qui sont soumis à l'usage de cette écorce : après un temps variable, suivant les individus, les uns accusent une grande faiblesse musculaire, un malaise général, quelquefois une prostration extrême ; les autres, au contraire, sont surexcités (cette surexcitation est analogue à celle que détermine une forte infusion de café) ; le sommeil leur fait défaut, ou quand il existe, il est entrecoupé et accompagné de ces rêves pénibles, de ces cauchemars qu'on retrouve dans les mouvements de fièvre qui succèdent à une longue marche ou à un travail exagéré. Ces phénomènes sont essentiellement passagers ; lorsqu'ils se produisent, il est bon de suspendre momentanément la médication. Quelques jours de repos suffiront pour faire rentrer l'organisme dans son état normal, et ce n'est que dans quelques cas assez rares qu'on s'exposera à rencontrer de nouveau la même impressionnabilité.

Le Cundurango augmente sensiblement les sécrétions urinaires. L'excrétion est également plus fréquente ; sous l'influence de certains états pathologiques, la diaphorèse est très-marquée, les selles ne sont pas modifiées.

L'action du Cundurango sur la circulation est remarquable; elle se traduit par un ralentissement au rhythme naturel du pouls, mais ce ralentissement n'est que passager, car il survient bientôt une exagération en sens contraire: le pouls accuse alors de la plénitude et de la force.

ACTION THÉRAPEUTIQUE DU CUNDURANGO.

Les propriétés physiologiques du Cundurango, bien que très-variées, ne sont pas de nature à nous faire pressentir ses vertus médicales. Pour que l'action thérapeutique du Cundurango se manifeste dans sa toute-puissance, il faut s'attaquer d'emblée à ces états morbides graves, dans lesquels, suivant l'heureuse expression de Broussais, « toute érection vitale semble avoir disparu. »

C'est spécialement dans l'anémie idiopathique ou symptomatique, dans les cachexies scrofuleuses, syphilitiques, tuberculeuses et cancéreuses, en un mot, dans toutes les affections qui ébranlent profondément l'organisme qu'on pourra saisir ses merveilleux effets.

Cette grande action du Cundurango a justement frappé l'esprit des médecins qui, avant tout autre essai, l'ont appliqué dans de semblables conditions, et nous ne sommes pas étonnés que sous l'impression de succès inespérés, ils aient cru avoir enfin trouvé *le spécifique du cancer*.

Tenons-nous en garde contre des entraînements

trop enthousiastes et interrogeons les faits. Ils nous apprendront que le Cundurango n'est pas et ne saurait être un spécifique dans l'acception médicale du mot, mais que c'est un de ces remèdes héroïques auquel on aura toujours recours, parce que si parfois il se montre inefficace, il aura pour effet presque constant d'enrayer des accidents dont la marche est fatale, et que dans certains cas il donnera des *guérisons inattendues.*

Le Cundurango s'adresse-t-il à la diathèse? Nous ne le croyons pas; nous croyons qu'il a, dans une certaine mesure, prise directe sur les produits morbides qui en sont la manifestation; nous croyons surtout qu'il modifie l'état dyscrasique et cachectique, et c'est ainsi qu'il peut guérir ou amender la maladie spéciale à laquelle cet état se trouve lié, soit comme cause, soit comme effet ou comme complication.

Pour nous, le Cundurango est un antiseptique puissant et peut être le tonique le plus actif que nous connaissions; il a de plus une action fondante de même nature que celle de l'iodure de potassium. En imprimant de profondes modifications aux fonctions circulatoires, sécrétoires, nutritives et nerveuses, il fournit à l'organisme un surcroît de vitalité, qui lui permet de se débarrasser de son principe virulent.

Une femme d'un âge quelconque est atteinte depuis six mois, un an, et même plus, si vous le voulez, d'une de ces affections sur la nature de laquelle il n'cst pas permis de se méprendre ; rien ne manque au tableau, volume énorme du sein, tumeur adhérente à la peau, développement des veines sous-cutanées, tuméfaction des ganglions lymphatiques de l'aisselle, amaigrissement, teint cireux ou couleur paille, digestions incomplètes ou nulles, perte d'appétit, diarrhée, douleurs tantôt sourdes, tantôt lancinantes ou térébrantes s'étendant jusque derrière l'épaule, surexitation du système nerveux, perte totale du sommeil, il semble que, dans un cas pareil, tout est désespéré. Le chirurgien, après avoir épuisé toutes les ressources de son imagination, a reculé devant une opération dont il pressent les suites, eh bien, même dans ce cas, le Cundurango peut affirmer ses vertus. Donnez à la malade deux à trois tasses d'infusion d'écorce (tous les jours), plus deux cuillerées à café d'hydro-alcoolat de Cundurango, aidez le médicament d'un régime sévère, et vous verrez l'appétit renaître, les digestions se régulariser, la nutrition s'accomplir, la diarrhée s'arrêter; vous aurez même souvent raison de ces atroces douleurs névralgiques qui ne laissaient ni trève ni merçi ; les forces reviendront, avec elles le sommeil. Mais, direz-vous, cette amélioration n'est que passagère, et nous allons peut-être nous retrouver aux prises avec de nouveaux accidents, car la tumeur peut s'ulcérer, et nous sommes impuissants en face d'une plaie dont nous ne saurions prévoir ni la profondeur ni l'étendue. Ne désespérez pas, le Cundurango, dans cette nouvelle phase du mal, va encore vous offrir des ressources que vous demanderiez vainement à d'autres remèdes.

Appliquez sur la plaie, matin et soir, un gâteau de charpie imbibée de vin aromatique à base de Cundurango, et quel que soit l'aspect de la plaie, vous la verrez changer à vue d'œil. L'action du Cundurango se manifestera par les caractères suivants :

1° Exagération de la sécrétion morbide ; cette sécrétion diminuera petit à petit jusqu'à ce qu'elle ait acquis les qualités du pus de bonne nature ;

2° Resserrement des tissus et par conséquent suppression des hémorrhagies, des exubérances fongueuses, bourgeons charnus, etc. ;

3° Suppression de la fétidité des sécrétions purulentes ou séreuses ;

4° Destruction des exsudations membraneuses pultacées ou des détritus sphacélés, qui se développent sur toutes les ulcérations de mauvaise nature.

Si les résultats que j'indique sont lents à se produire, vous les obtiendrez plus rapidement à l'aide de la poudre de Cundurango portée directement sur la plaie.

J'ai vu maintes fois la poudre de Cundurango résoudre en quelques jours des champignons, des fongosités de la grosseur d'un œuf de dinde.

L'application de la poudre n'est pas, à proprement parler, douloureuse; elle provoque un picotement supportable, mais une démangeaison assez pénible.

Les resultats qu'on obtient avec le Cundurango sont bien autrement satisfaisants lorsqu'on traite avec ce remède les plaies traumatiques ou en général celles qui surprennent l'individu dans l'état de santé.

L'infusion du Cundurango forme des gargarismes d'une efficacité réelle dans les phlegmasies aiguës ou chroniques de la muqueuse buccale et pharyngienne.

Elle sert également pour les injections vaginales dans le traitement des flueurs blanches ou symptomatiques, dans les cas d'ulcérations simples ou spécifiques et notamment dans les cas de cancer utérin.

DU CUNDURANGO ET DE SES MODES D'EMPLOI.

Les principales formes sous lesquelles le Cundurango est employé sont les suivantes :

1° Infusion d'écorce ;

2° Hydro-alcoolat ;

3° Vin de Cundurango ;

4° Sirop de Cundurango ;

5° Pilules de Cundurango ;

6° Poudre de Cundurango.

7° Vin aromatique à base de Cunduranco.

Nous allons passer en revue ces différentes formes, en indiquant les doses auxquelles on les donne et les principaux cas auxquels elles s'appliquent.

1° *Infusion.*

Ecorce concassée, 20 grammes.
Eau bouillante, 1,000 grammes.
Une demi-heure de contact.

Trois tasses à café par jour ; cette dose n'a rien d'absolu, mais on peut affirmer que, s'il n'y a pas d'inconvénients à la dépasser, il y en aurait à la réduire ; c'est peut-être pour avoir cédé à une prudence que l'innocuité du Cundurango ne saurait justifier, que certains médecins n'ont pas obtenu de ce remède tout ce qu'il peut donner.

L'infusion sera prise entre les repas ou coupée avec le vin de table.

On peut, tenant compte de la répugnance de certains malades pour ce qui est amer, ajouter du miel ou du sucre à l'infusé; mais, lorsqu'il n'y a pas nécessité absolue, il est préférable de l'administrer pur.

L'écorce doit toujours être traitée par *infusion*, la décoction ayant l'inconvénient de favoriser l'évaporation de certains principes actifs.

2° *Hydro-alcoolat.*

L'hydro-alcoolat est sans contredit la plus active de toutes les préparations du Cundurango; car il renferme, sous un petit volume, non-seulement les principes contenus dans la tisane, c'est-à-dire solubles dans l'eau, mais encore ceux qui ne le sont que dans l'alcool.

C'est donc à l'hydro-alcoolat qu'on aura recours lorsqu'on voudra déterminer une perturbation violente dans l'organisme et obtenir une activité fonctionnelle capable de triompher d'états morbides graves.

Son emploi est alors indiqué dans le cancer et la syphilis.

L'expérience nous a démontré que, lorsqu'on est aux prises avec l'une ou l'autre de ces affections, le traitement, pour être efficace, doit peu s'écarter des formules suivantes :

1° Prendre matin et soir une tasse à café d'infusion d'écorce ;

2° Deux fois par jour, un quart d'heure avant le repas, une cuillerée à café d'hydro-alcoolat de Cundurango.

Nota. Dans les cas où la muqueuse de l'estomac semble douloureusement impressionnée après l'ingestion de l'hydro-alcoolat, on remplace ce remède par le vin de Cundurango.

S'il y a ulcération, quels qu'en soient l'aspect et l'étendue, des pansements méthodiques, faits suivant les règles que nous allons indiquer, procureront au malade un grand soulagement.

Lotionner la plaie tous les jours avec l'infusion d'écorce, dans laquelle on ajoutera par litre deux cuillerées à bouche de vin aromatique de Cundurango.

Maintenir sur la plaie un gâteau de charpie imbibée de vin aromatique de Cundurango.

Recouvrir le pansement d'une toile gommée. (Nous indiquerons plus loin les effets du vin de Cundurango sur les plaies en général.)

Lorsque les plaies offrent des bords calleux, lorsqu'on voudra détruire ou réprimer les fongosités parfois énormes qui se développent à leur surface, on emploiera de préférence la poudre de Cundurango, dont l'action sera plus rapide et plus prononcée ; ce résultat étant obtenu, la poudre cédera la place au vin aromatique.

L'état fâcheux des plaies dépendant toujours de mauvaises dispositions générales, qu'il faut changer afin d'obtenir la guérison, il est bien entendu que le traitement local ne sera pas isolé du traitement général.

Le régime aidera puissamment la médication ; c'est au médecin qu'appartient le soin délicat de fixer, pour chaque cas en particulier, l'alimentation de son malade.

Il faut qu'il s'inspire avant tout de l'idiosyncrasie du sujet, de l'état plus ou moins dyspeptique de l'estomac, et que tous ses efforts tendent à ce but : amener, par une médication variable, non-seulement la tolérance, mais la digestion et l'assimilation d'aliments essentiellement réparateurs.

L'hydro-alcoolat pur, ou coupé avec l'infusion, rend encore de grands services dans les affections de la bouche et du pharynx, telles que aphthes, ulcérations, caries, nécrose, gangrène, etc.

Il modifiera rapidement les surfaces, s'opposera à l'envahissement du mal, et fera apprécier ses propriétés antiseptiques en détruisant la fétidité de l'haleine.

3° *Vin de Cundurango.*

L'écorce de Cundurango, mise en présence de matières sucrées, perd en grande partie son amertume, sans que ses propriétés toniques puissent en souffrir. Si donc on traite l'écorce par un vin sucré tel que le Malaga, on obtient un remède tout à la fois efficace et agréable.

Mode d'emploi. — Un verre à liqueur un quart d'heure avant chaque repas.

Le vin de Cundurango est tonique, analeptique, dépuratif; il a, en un mot, toutes les propriétés que nous avons signalées précédemment; il ne constipe pas, avantage qu'on ne saurait trop apprécier.

Comme, et souvent mieux que le quinquina, il affirme sa bienfaisante action dans les cas de gastralgie, gastrite, chlorose, anémie essentielle ou symptomatique des diathèses scrofuleuses, cancéreuses, syphilitiques, rhumatismales et tuberculeuses.

Sa saveur agréable en rend l'administration facile aux enfants.

Nous pourrions compter par centaines les cas où le vin de Cundurango a pu soustraire les malades à cet état d'atonie générale contre lequel viennent parfois se briser toutes les tentatives du médecin.

C'était merveille de voir, dans un temps relativement court, l'organisme recouvrer la force et la synergie de toutes ses principales fonctions. Il pourra donc donner d'excellents résultats chez les phthisiques dont les forces sont complétement déprimées, à la suite de la fonte tuberculeuse ou d'une diarrhée persistante.

4° *Sirop de Cundurango.*

Le sirop de Cundurango a une action plus limitée que celle de l'hydro-alcoolat et du vin; mais sa saveur douce, légèrement aromatique, en fait un remède précieux pour les enfants ou ces estomacs débilités, dont la susceptibilité exagérée fait souvent le désespoir du praticien. On l'administre pur ou mêlé à l'infusion.

Dose : deux ou trois cuillerées à bouche dans la journée.

30 grammes de sirop renferment 10 centigrammes d'extrait.

5° *Pilules.*

Nous ne dirons rien de ce mode d'administration, dont nous n'avons jamais constaté d'effet bien positif, si ce n'est cependant dans la gastralgie des fumeurs; mais nos observations sont encore trop limitées pour que nous puissions nous prononcer dans un sens affirmatif absolu.

6° *Poudre.*

La poudre a une action particulière, d'une nature irritante, qui n'en permet pas l'usage à l'intérieur; mais, comme nous l'avons déjà dit, elle jouera un grand rôle dans la médication topique, et nous affirmons que le médecin qui s'étudiera à la manier habilement aura souvent l'occasion de faire des curations qui semblaient impossibles.

J'ai indiqué plus haut son mode d'emploi sur les plaies; je n'ajouterai que ceci, c'est qu'à cette heure on s'en sert, avec le plus grand succès, dans un service des hôpitaux de Paris, pour obtenir la prompte cicatrisation des ulcérations vénériennes.

La poudre de Cundurango, portée directement sur le col utérin, arrêtera sûrement ces hémorrhagies qui, en se reproduisant fréquemment, finissent par altérer profondément l'économie et jeter les malades dans un état de langueur et d'affaissement dont il est difficile de les tirer.

La poudre modère les sécrétions utéro-vaginales, change leur nature, combat leur odeur fétide et fait disparaître, en tout ou en partie, les granulations ou fongosités du col. La poudre de Cundurango remplacera donc très-avantageusement, dans la majorité des cas, le fer rouge, effroi des malades, et tous ces caustiques, plus ou moins violents, dont l'application est souvent suivie d'accidents graves, parmi lesquels figurent en première ligne les hémorrhagies secondaires, la péritonite et les phlegmons.

7° *Vin aromatique de Cundurango.*

Nous devons au docteur Ley, médecin du dispensaire de la Préfecture de police, une heureuse modification du vin aromatique du Codex. Cette modification consiste dans l'addition d'une certaine quantité de glycérine et d'une forte proportion de Cundurango.

Ce vin a des propriétés spéciales que nous avons pu constater dans une longue série d'expériences; il est stupéfiant, antiseptique, tonique, astringent et hémostatique; il entretient autour des plaies une fraîcheur salutaire. Le premier effet observé quand on l'emploie sur des plaies variqueuses ou traumatiques, sur des ulcérations cancéreuses ou syphilitiques, le premier effet, dis-je, est la cessation de l'élément douleur; il a donc une action stupéfiante sur le système nerveux; c'est un antiseptique par excellence et un puissant modificateur; sous son influence, les plaies perdent leur fétidité, se détergent, se ravivent et se couvrent de bourgeons charnus de bonne nature ; il est hémostatique à un haut degré.

Nous avons vu des plaies, où chaque pansement amenait une hémorrhagie en nappe fort abondante, se modifier complétement en quarante-huit heures.

Aux pansements ultérieurs, les pièces de linge s'enlevaient facilement, sans avoir besoin d'être mouillées et sans occasionner le moindre écoulement de sang.

Nous avons fréquemment employé le vin aromatique de Cundurango dans les cas de leucorrhées, de catarrhes, d'ulcérations syphilitiques ou cancéreuses, et nous l'avons toujours trouvé supérieur, comme effet, aux solutions d'acide phénique, de nitrate d'argent, etc., et de plus nous avons la certitude qu'il ne sera jamais la cause du plus petit accident inflammatoire.

On fera des lotions journalières avec le vin pur ou coupé avec de l'eau, ou mieux avec une infusion d'écorce de Cundurango.

Dans les cas de cancer utérin, il sera bon de maintenir sur le col, pendant dix ou douze heures, un bourdonnet d'ouate ou de charpie imbibée de vin pur.

Paris. A. Parent, imprimeur de la Faculté de Médecine, rue Mr-le-Prince, 31

www.ingramcontent.com/pod-product-compliance
Ingram Content Group UK Ltd.
Pitfield, Milton Keynes, MK11 3LW, UK
UKHW032029260826
14628UKWH00006B/2837

9 782019 641542